22

LIS, SI TU SAIS.

Il n'y a point eu, en matière médicale, de systèmes généraux; mais cette science a été tour à tour influencée par ceux qui dominaient en médecine : chacun a reflué sur elle, si je puis m'exprimer ainsi. De là le vague, l'incertitude qu'elle nous présente aujourd'hui. Incohérent assemblage d'opinions ell[illegible] incohérentes, elle est peut-être, de toutes les sciences p[illegible] celle où se peignent le mieux les travers de l'esprit hu[illegible]ie? ce n'est point une science pour un esprit méthodi[illegible]mble informe d'idées inexactes, d'observations souv[illegible]moyens illusoires, de formules aussi bizarrement conçue[illegible]ment assemblées. On dit que la pratique de la médecine es[illegible]tante : je dis plus, elle n'est pas, sous certains rapports, celle d'un homme raisonnable, quand on en puise les principes dans la plupart de nos matières médicales.

Bichat, *Anatomie générale.*

C'est en flétrissant l'erreur, en faisant ressortir à tous les yeux le ridicule qui la caractérise, que l'on parviendra à dégoûter les lecteurs des ouvrages qui en portent le sceau, et à imposer silence à ceux qui seraient tentés de s'en constituer les défenseurs.

Broussais, *Examen des Doctrines.*

Depuis le grand Bichat, la thérapeutique s'est-elle perfectionnée? depuis le célèbre Broussais, a-t-elle été plus rationnelle d'induction? Voyez tous les faits rapportés dans mes Pamphlets sur la pratique dijonnaise; voyez ceux que j'ai rapportés dans l'Analyse introduite aux hôpitaux de Paris, et vous conclurez pour la négative.

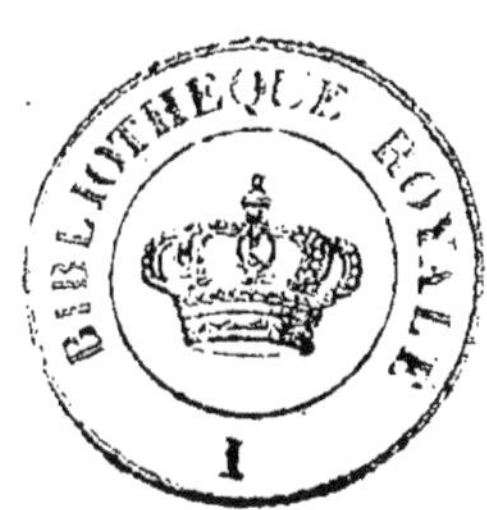

Il existe dans cette ville une c[illegible]ion tacite qui préside à la constitution de toute corporation civi[illegible] Le passé, c'est la maternité de la camarilla; le présent, c'est la camarilla en travail.

Voyez cette organisation d'École secondaire s'élaborant péniblement au sein de la fluctuante intrigue : ici le progrès apparaît de toutes pièces constitué; c'est la science dans ce qu'elle possède de plus vital, de plus complet. Le cumul de ses professeurs en a fait des géants de science; major d'hôpital, professeur à la chaire d'anatomie, professeur à la chaire de physiologie : quelle vaste intelligence embrassera ces trois branches de l'art? Quelle puissante imagination entera à chacune de ces branches la greffe du progrès.

Bichat fut grand par son génie, Broussais fut distingué par son intelligence; Bichat fut créateur, Broussais appliqua la pensée du grand physiologiste. Tous deux honorèrent le grand siècle qui les vit naître; tous deux furent dignes du professorat, parce que tous deux professèrent avec éclat.

Le règne de ces illustrations est passé dans l'avenir; et tout passé est le marche-pied du présent novateur : du présent novateur qui renverse; du présent novateur qui réédifie. Renverser et édifier, tellé est la tâche que doit s'imposer tout savant qui veut éclairer son auditoire du flambeau sacré du génie.

Depuis qu'a paru l'ordonnance ministérielle, combien de mutations, et quelles déplorabl s mutations se sont opérées au sein de votre faculté célèbre! Et cependant quelle mutation nouvelle présida à l'aurore d'une découverte nouvelle; quelle gloire s'est éclipsée sous l'impression de la voie progressive des disciples d'Hippocrate? L'auteur de la pommade pectorale amygdaline (le docteur Pingeon), le docteur Rathelot, le docteur Mercier, le docteur Guéniard, tous ont payé tribut au fanatisme. Vous qui leur avez donné le baiser funèbre; vous qui avez vu descendre le cadavre dans la tombe, croyez-vous alors à l'infaillibilité de l'art?

Et cependant, du haut de leur tribunat, la voix prophétique descendait pour consoler vos douleurs, rassurer vos craintes timorées. La jeune fi le pubère ne devait plus redouter les angoisses déchirantes de la phthysie. De la transition des phases vitales, la mère de famille ne deva t plus redouter les orages. La goutte ne devait plus se réveiller terrible dans ses accès, mortelle dans l'évolution de ses phases.

Et cependant une jeune femme, veuve d'un mari lui-même veuf d'une jeune femme laissant trois demoiselles, est frappée aux poumons. « Oh! celle-ci est phthysique! les tubercules dévoreront ses poumons, et la satyre, de ses serres envenimées, ne nous exposera pas sur les tréteaux de la place publique.» Phthysique! tuberculeuse! quels phénomènes vous l'indiquaient? et tout phthysique, et tout tuberculeux n'est-il pas guérissable? Votre malade elle-même, votre malade, que vous avez traitée ecclectiquement, et par des procédés d'une atroce ecclecticité, ne vous l'a-t-elle pas prouvé à l'évidence : quand elle attendait son salut d'un professeur d'anatomie, [illegible] elle attendait son salut d'un professeur de clinique méd cale; [illegible]lle attendait son salut d'un professeur de matières médicales e[illegible] thérapeutique; quand toute la faculté, de toute sa science, l'en[illegible]e d'espérance, fallait-il abandonner cette malheureuse à un cruel désespoir? Fallait-il partir après l'avoir interrogée? Partir et ne point lui laisser une seule parole de consolation! Six mois de douleurs, et la mort pour tout terme à toute douleur!

Désespérant, désespérée, vous deviez alors accuser toute l'incurie de votre art; vous deviez alors, et l'honneur vous en imposait l'obligation, vous deviez alors lui jalonner la voie du salut; et pouvait-elle en rencontrer d'autre qu'en se confiant au système novateur? Son application vous l'a prouvé : deux mois suffirent pour abattre l'hydre, devenue si terrible sous l'artillerie de votre ecclectisme.

Vous étiez, docteur C***, le médecin du premier mari de cette dame (M. Charles); l'aînée de ses filles, en vous appelant, vous vengea de l'ingratitude de la mère, et l'événement a prouvé combien votre science était digne de cette élection.

Pauvre fille! toi aussi tu fus éblouie de l'éclat de cette pompe ridicule qui allèche tant de dupes; tu fus abusée par l'opinion publique; tu crus, et ta croyance fut une épouvantable erreur. Erreur désastreuse; erreur qui devait t'ensevelir dans la nuit des tombeaux!..... à dix huit ans. C'était l'âge de Mlle Dégré, de Drambon; c'était l'âge de Mlle Huot; c'était......

Et cependant un professeur d'anatomie de la faculté célèbre est atteint lui-même : toute la faculté, et professeur-prosecteur, et professeur de pathologie externe, et professeur de pathologie interne, et professeur de clinique médicale, et professeur de physiologie, et professeur de thérapeutique, à leur collègue prodiguèrent les secours de l'art, assistés des membres-docteurs de la société d'assurances mutuelles contre les maladies et accidents; et nonobstant tout ce qu'avait d'imposant cette pompe doctorale, l'affection a échappé à l'investigation de tout le collége médical, qui l'a caractérisée de maladie inconnue dans son essence, inconnue dans l'antiquité, inconnue du moyen-âge, inconnue même du siècle de progrès, nonobstant son analogie complète avec l'affection du pharmacien Dethel, qui succomba à un vaste dépôt au cerveau, dont les accidents conséquents furent considérés comme ayant leur siége à la cavité pectorale, selon l'un des professeurs consultés, selon d'autres, à l'estomac.

Le char du triomphateur a sillonné le camp des vaincus; des dépouilles des vaincus le vainqueur s'est élevé sur la villa de Vosne un trophée de gloire; et les malades, sur la claie du martyre, expirent encore.

Enveloppée de la gaze légère et discrète de la camarilla, votre pratique échappe, docteur Laville, à l'attention du public, qui aperçoit, dans vos fioles homœopathiques, autant de talismans qu'il surgit dans son organisme d'affections; et cependant il se meurt! L'homœopathie, comme l'ecclectisme, comme le brousséisme, a donc aussi à elle ses phthysiques, comme les docteurs professeurs, les docteurs chefs de clinique. Dans les trois cents fioles qui constituent votre arsenal homœopathique, vous n'avez donc pas un agent assez direct d'essence, assez puissant d'activité pour enlacer l'irritation, pour comprimer l'inflammation.

Et cette irritation, et cette inflammation, et cette convergence, et tout ce désordre organique résultant étaient cependant chez votre aide-de-camp, vierge de traitements allopathiques. Sous vos regards, l'affection se hissait dans les poumons; sous vos yeux, elle en dévorait la trame. Froid spectateur, vous avez offert à votre compagnon d'armes, pour toute consolation, la larme du désespoir!

Dans les jours d'incertitude où la gloire de l'homœopathie commençait à poindre sur l'horison de votre espérance, il y avait dans le Vallon-de-la-Forêt un jeune homme qui eut le malheur de contracter une affection pectorale, et le malheur plus grand encore de se consulter auprès du représentant du novateur Hahnemann. Vous savez quels furent ses derniers moments, horribles, comme ceux de Mlle Ballyet (Laville), de Mlle Maria B...... (Lépine), comme ceux des demoiselles Arg...., comme ceux du fils et de la demoiselle Monier, comme ceux du notaire Meunier (Naigeon); lui aussi railla l'auteur de la théorie nouvelle, lui aussi, si distingué dans les transactions commerciales, ne pouvait comprendre qu'une telle conception eût pu germer dans la cervelle d'un médecin de campagne, et l'incrédule fit le voyage chez Thiéland, après quelques mois de mariage. Comme homme d'intelligence, il aurait dû, s'appuyant du système d'induction, comprendre qu'il n'y a de transaction possible à obtenir avec un organisme anormal, que par les attractifs et répulsifs combinés, et en activité par inversion d'action polaire; mais la camarilla le dominait aussi, et M. le docteur Naigeon lui a délivré une expédition en forme.

Vous avez fait la confidence à vos partisans des espérances et des craintes que vous inspirait l'application de l'homœopathie aux divers cas de pathologie; vous leur avez jalonné le terrain sur lequel on devait l'appliquer en toute sécurité; vous apposez ses limites, et c'est de ces limites que vous êtes parti pour associer la fiole homœopathique au bocal allopathique. J'ai recours, avez-vous dit, à l'allopathie dans les cas graves, dans les cas désespérés où l'homœopathie a échoué. Votre tactique en thérapeutique ne me paraît pas logique. Voici les motifs de ma réfutation :

Toute affection, quel que soit son siége, quelle que soit son essence, quelle que soit son intensité, quelle que soit l'essence de la manifestation (attractive ou répulsive), quelle que soit sa puissance, quelles que soient les aptitudes organiques soulevées par l'excitateur, développe des sympathies, et ces sympathies sont de deux ordres, s'établissent sur deux voies organiques : sympathie d'attraction, avec ses attributs de convergence ; sympathie de répulsion, avec ses attributs de divergence ; et toute molécule de tout système moléculaire, tout appareil de système moléculaire, par ses aptitudes, produisant avec l'excitateur agentiel, par ses manifestations, un dualisme, et toute fonction organique étant la résultante de ce dualisme d'activité, toute fibre ébranlée a son retentissement [illegible]ractif et son retentissement répulsif polaire dans des directions contraires, et c'est sur ces directions contraires que l'observateur doit porter son attention pour en saisir les indications; et ces indications, docteur homœopathe, docteur allopathe, ne sont-elles pas également d'attraction? ne sont-elles pas de répulsion ? Un rhumatisme des muscles des régions crano-faciales se développe avec une grande acuité : des vomissements se manifestent : ces vomissements, les considérez-vous comme étant la conséquence directe de l'irritation éclatant dans la fibre musculaire? Dirigerez-vous sur cet organe les agents identiques d'essence à ceux avec lesquels vous combattrez l'irritation rhumatismale?

Vous le savez, et vous l'avez appris, et par une expérience bien déplorable pour vous et bien cruelle pour vos malades, puisque vous avez fait votre apostasie en faveur de l'homœopathie ; et pour abandonner ses convictions, et des convictions toutes de sacerdoce, et en substituer d'autres, oh ! il faut, docteur Laville, une inspiration divinatoire. Et cette inspiration vous éclaira t-elle de son flambeau sacré au lit de M. B........., qui voit une prédisposition rhumatismale s'éteindre dans l'atrophie des facultés génératrices. Guérir, guérir par le sacrifice de la plus noble des facultés, de la faculté reproductrice, voilà l'un des trophées de la pratique homœopathique !

Toujours inspiré, toujours prophète au lit du jeune Cailloux, vous transformez une pneumonie en une gybbosite. Un officier atteint de rhumatisme chronique, prend pendant deux mois des consultations à votre domicile, et il éprouve, après ce laps de temps, un tel amendement dans son affection, qu'il lui est impossible de se rendre chez vous. Sa position s'améliore tellement, que la digestion devient difficile, pénible ; le foie se tuméfie, la douleur s'en échappe. Que pouvait-il espérer davantage? Une jeune personne du Bourg a reçu dix-huit mois des soins de l'homœopathie : sa claudication en traduit suffisamment les résultats. Ces résultats furent-ils plus satisfaisants pour l'ophthalmie de Mlle .....?

Et vos convictions homœopathiques ne s'ébranlent point devant de tels faits! Devant de tels faits vous n'invoquez point une nouvelle pensée, une pensée réformatrice, une pensée supérieure au brousséisme, que vous avez sacrifié à l'homœopathie : à l'homœopathie, qui vous a trahi dans vos affections les plus chères ?

Il fallait appaiser la tempête, vous l'avez compris : vous avez fait insérer trois lettres dans les journaux. Ces lettres doivent inspirer un haut intérêt scientifique, surtout humanitaire, à juger de l'empressement avec lequel les rédacteurs ont accueilli vos déclamations toutes d'amour (quel est l'insensé qui oserait en douter?) pour cette classe d'autant plus intéressante qu'elle est plus exploitable par des cœurs tout homœopathiques de philantropie. Dans vos lettres on distingue deux parties, dont l'une très tranchée, très colorée (le charlatanisme); l'autre pâle, courbant sous le poids d'une barbare vétusté (compilation).

La première est artistiquement tracée; elle décèle une grande, une habile manipulation du cœur humain. La seconde est tissée de tissus empruntés à ses contemporains ; elle décèle et son origine et la main inhabile qui a essayé d'animer le marbre homœopathique. Et c'est précisément parce que vous drapez l'Art du manteau du Charlatanisme, que je crois devoir répondre à ces articles, qui coïncident avec une circonstance déplorable pour la science, qui a fait une perte difficile à réparer dans la mort d'un savant qui fut aussi honorable dans l'exercice de ses fonctions, que distingué par sa capacité excentrique.

Avant d'explorer le beau travail de Laville, nous soumettrons une réflexion qui est applicable à la généralité des travaux homœopathiques de ce savant : je veux parler de l'atmosphère nébuleuse qui enveloppe sa pensée; et vous connaissez, Dijonnais, toutes ses productions ; elles se résument dans ses trois numéros des *Annales*, dont j'ai présenté l'analyse, et les *Lettres sur l'Electricité appliquée*, dont je vous entretiendrai plus tard.

Cette assertion est tellement évidente, tellement fondée, tellement établie sur la direction que vous imprimez à vos travaux, qu'à propos de l'électricité appliquée à l'homœopathie, pour exorde vous commencez par entretenir vos bénévoles lecteurs de votre dispensaire, de vos distributions de cartes chez les portiers, chez les curés, chez les sœurs. Ce moyen de propagande homœopathique n'est pas nouveau d'ailleurs, dans la pratique : les allopathes eux-mêmes l'exploitent. Quoi qu'il en soit de ce précédent, nous vous demanderons pourquoi vous n'avez pas soumis M. R...... au courant électro-voltaïque ; pourquoi vous n'y avez pas soumis la gybbosite du jeune C.....; pourquoi vous n'y avez pas soumis le foie et les jambes de votre officier en retraite. Ces affections procédant du fait homœopathique, il devait appartenir à l'homœopathie le droit de détruire les revers homœopathiques. Vous avez été le disciple du disciple de Mesmer : et le magnétisme, le considérez-vous comme agent homœopathique? et comme tel, le soumettrez-vous à la loi de l'infinitésimalité ?

Le système des attractions est-il conciliable d'application avec le système homœopathique ? Telle est la question capitale que soulève un nouveau fait : fait qu'il importe de relater, dans l'intérêt de l'art comme de l'humanité.

Un jeune homme portait depuis huit jours des douleurs de tête violentes, qui acquirent une nouvelle intensité par l'assiduité du malade, qui travaillait neuf heures par jour. Ces douleurs de tête étant devenues intolérables, le malade prit la résolution de garder le lit.

A l'époque où je fus appelé, je remarquai, en explorant ses facultés intellectuelles, que ses réponses n'étaient pas en rapport direct avec les questions qui lui étaient adressées. Interrogé sur le siége de la douleur encéphalique, il accusa les départements cérébraux antérieurs; il accusa les départements cérébraux postérieurs, avec prédominance d'intensité dans les premiers. Cette circonstance anormale me porta à diriger mon attention sur les départements des sens qui participaient à l'incendie encéphalique. Les yeux ne pouvaient supporter l'action de leur stimulus. Les narines étaient agitées d'un mouvement convulsif, leur muqueuse desséchée. L'audition était pénible. La bouche était sèche légèrement dans son contour maxillaire ; à sa voûte elle l'était davantage. La langue était maculée de saillies papillaires muqueuses. L'arrière-gorge était chaude. Les surfaces cutanées correspondant aux appareils de relation étaient très agitées : une sueur abondante en découlait ; cette transpiration diminuait aux régions jugulaires moyennes. Des départements cérébraux postérieurs dirigeant notre investigation à la poitrine, nous n'observâmes rien d'anormal dans les poumons, à part la circulation, qui s'y opérait avec rapidité. Les contractions du cœur étaient fortes, accélérées, mais régulières. Les appendices, comme les régions pectorales antérieure et postérieure, étaient chaudes, ardentes. L'action des fléchisseurs, dans l'un des bras, l'emportait sur les extenseurs. A l'axe médian, à l'axe contigu par sympathie de racines, et nerveuses, et ganglioniques-artérielles, et veineuses ; à l'axe médian sympathique par ses pôles conséquents viscéraux, sympathique par ses pôles conséquents de plans adossés, l'irritation n'était point aussi manifeste, l'altération était peu prononcée. L'estomac n'était point douloureux à la pression épigastrique. Les m......., quoique arriérées, n'étaient pas très b........ La rate et le foie n'offraient pas de saillies cutanées. La pression était insensible. Les reins sécrétaient un fluide albumineux tenu en dissolution dans des urines orangées. La peau était humide ; point de sueur.

Poursuivant l'investigation organique par correspondance de pôle conséquent à pôle conséquent, nous remarquâmes que les appareils renfermés dans le bassin n'étaient point douloureux à la pression, qu'aucun cri organique ne s'en échappait.

Des appendices pelviennes, la droite, comme le bras correspondant, était le siége d'un engourdissement moins prononcé qu'au bras ; la région cutanée pelvi appendixale était d'ailleurs moins disposée à la perspiration que les supérieures.

Il résulte de cette analyse qu'il existait trois foyers très caractérisés ; trois foyers qui avaient chacun une voie afférente ; chacun une voie déférente pathologique; chacun leur sphère d'attraction ; chacun leur sphère de répulsion pathologique.

De ces trois foyers, l'encéphalique antérieur était dominateur : dominateur par l'apparition, dominateur par l'intensité ; le foyer encéphalique postérieur avait apparu plus tard : son expression était moins tranchée, quoique continue comme l'antérieure ; la douleur encéphalique postérieure était absorbée par le plus grand développement de sa congénère; le foyer stomacal avait une activité qu'accusaient des gaz, qu'accusait une soif plus intense, qu'accusait une ardeur intermittente.

De l'apparition de ces trois foyers s'élevait une triple indication : soustraire les appareils à l'agent provocateur des fonctions des trames envahies ; refouler, par l'acte répulsif, l'irritation, soit que cet agent fût destiné à agir directement, soit que cet agent fût destiné à agir indirectement par voie de plan périphéri-musculaire au plan viscéral ; appeler, par la puissance d'attraction déposée sur les sphères éliminatrices correspondantes au foyer, l'inflammation. Ces indications étant remplies, autant que la situation organique le permettait, le foyer encéphalique postérieur céda complètement, l'antérieur se réveilla quelques heures après l'application.

Les répulsifs, continués sans interruption, furent favorisés d'une nouvelle application d'excitateurs attractifs sur la sphère d'attraction correspondante au foyer encéphalique antérieur : même résultat ; cessation, mais non complète ; réveil, après quelques heures, du foyer, qui fut accompagné d'une transpiration très abondante sur tout le plan périphérique correspondant aux appareils constituant l'axe antero-crano-jugulo-facial.

A la troisième application les douleurs cèdèrent d'intensité, et cédèrent pendant trente-six heures. Les fosses nasales s'humectèrent, l'agitation convulsive disparut, les yeux furent moins sensibles à l'action des rayons, l'ouïe perçut les sons, l'attention se dirigea davantage vers les questions qui étaient adressées au malade, le patient éprouva le besoin de manger (il reçut deux soupes), la soif fut normale ; deux s..... se manifestèrent : le produit de la première fut copieux ; les premières m....... rendues de celle-ci étaient d...., b........, les suivantes plus m.....; celles de la seconde semblables. La sueur s'était généralisée en perdant de son acuité. Les urines offrirent un dépôt albumineux considérable. La garde-malade fut contremandée. Le lendemain la scène changea ; le lendemain les accidents deviennent plus inquiétants que jamais, et les symptômes reprennent leur caractère primitif.

Quand la digue de l'irritation de l'appareil envahi est levée ; quand ses puissances d'attraction et de répulsion moléculaire organique tendent à s'équilibrer avec tout l'appareil de fonction par congrès ; quand les bouches de nutrition se préparent à recevoir la stimulation de tous les actes combinés par l'évolution par congrès, quelle force impose ce temps d'arêt à cette tendance unitaire d'activité ? d'où part son principe d'action? quel est son mécanisme d'évo-

2

lution? Voilà de hautes questions dont la solution importe au médecin philosophe. Cette cause, c'est celle qui détermina une première, une seconde rechûte chez M. B..... ; cette cause, contre laquelle vient se briser tout agent attractif, tout agent répulsif; cette cause, c'est celle qui, chez l'homme énergique, le porte au suicide; cette cause, c'est celle qui détermine la consomption morale chez l'esclave.

Les déperditions sanguines sont dangereuses : dangereuses pour le cerveau, dont elles paralysent l'action, en annihilant l'action de son agent érecteur, surtout dans les affections typhoïdes; elles sont dangereuses en privant les appareils sécréteurs d'éléments favorables à leur fonction; elles sont dangereuses en outre chez la femme, en l'exposant à des suppressions; elles sont dangereuses pour les deux sexes, en affaiblissant l'action du cœur, déjà si déprimée dans le typhus. Frappé de ces remarques, que nous avons recueillies dans la pratique de nos collègues, recueillies dans la pratique des médecins des hôpitaux de Paris, et considérant d'ailleurs le sang comme élément végétal des trames d'organe, nous substituâmes aux attracto-déplétifs les attractifs combinés, comme précédemment aux répulsifs. Les attractifs substitués aux attracto-déplétifs sont moins actifs; leur action, plus continue, se dessine plus lentement dans la sphère de leur activité. Cette circonstance agentielle est une grande défaveur, que plus tard le praticien prendra en considération; mais en publiant nos remarques sur l'action comparée de ces deux agents, nous indiquerons le procédé qui doit être mis en œuvre dans de pareilles occurences, pour soustraire le malade aux résultats de cet incident, fort grave d'ailleurs.

Le lendemain de cette application, le malade accusa une diminution dans la douleur de tête; cette diminution était plus sensible du côté droit que du gauche; il est à noter que l'excitation sur la sphère d'attraction correspondante était plus développée, qu'elle était en complète activité sur la sphère correspondante à l'irritation absorbée, tandis que sur l'opposé elle s'était anéantie pendant cette nuit. La sueur était d'ailleurs abondante sur tout le plan périphérique correspondant au pôle supérieur envahi; la langue était également maculée, mais la bouche avait conservé son humidité; l'assoupissement de la veille se continua.

Ce fut dans de telles occurrences que M. le docteur Laville fut consulté, concurremment avec deux de ses collègues, MM. Lépine et Clertan. Ces deux derniers ayant refusé de m'admettre à la direction ultérieure de l'affection, le malade reçut des soins de M. Laville, et les miens lui furent continués malgré toute ma répugnance à exposer l'organisation du fils D.... au double choc d'une médication intérieure luttant contre une médication extérieure. Mais son destin l'ordonnait : une victime devait être offerte à l'homœopathie, et le jeune D.... fut offert en holocauste. Il fut convenu, séance tenante, que le traitement des attractions et répulsions serait continué, tandis que le docteur Laville opposerait à l'affection sa belladone, aux doses qu'il jugerait convenable. Le lendemain de la consultation, à cinq heures du soir, il prit une cuillerée de la substance préparée d'après le principe homœopathique, laquelle cuillerée serait répétée de deux en deux heures. Le lendemain, désirant connaître les modifications apportées par la belladone à l'organisme en général, j'appris de la garde que le malade avait abandonné involontairement, et les m....... f......, et les u...... Les u..... conservées furent explorées. Leur teinte orange s'était changée en une teinte blanchâtre; le dépôt albumineux existait comme aux visites précédentes. La gorge était ardente; la bouche plus sèche que la veille, surtout la langue; la somnolence était semblable; la sueur également générale; la chaleur, également uniforme, était plus prononcée; le pouls avait repris beaucoup d'énergie; le cœur battait avec force.

A quatre heures, M. le docteur Laville étant arrivé, il fut à même de constater ces faits, et il les constata effectivement. Après avoir demandé au malade s'il n'avait pas eu de violentes contractions dans les membres, le docteur Laville conclut à la prescription de doses plus fortes.

Le second jour de l'administration des remèdes homœopathiques, les yeux sont hagards. Difficulté d'ouvrir la bouche. La bouche continua à se dessécher, la gorge à s'enflammer; le malade y éprouvait un sentiment de constriction très violent, qui gênait la déglutition. Soif accélérée; envies de vomir; efforts impuissants; cardialgie. (Qu'on se rappelle ses tortures.) Le pouls acquit de l'accélération, de la violence. Les contractions du cœur devinrent convulsives; et ces phénomènes ayant été croissant, le malade succomba au troisième jour de l'influence homœopathique, les membres ayant conservé leur température normale.

Quand on porte son attention vers ce groupe de phénomènes; quand l'on rattache chacun d'eux à l'organe dont il émane; quand l'on met en rapport leur apparition avec l'ingestion de la belladone homœopathique, n'en doit-on pas conclure qu'ils sont la conséquence de son action pathologique?

Comment a agi la belladonne? comment a-t-elle converti ainsi et l'action du cœur et de tout le système artériel, et l'action des excréteurs et tout le plan buccal, y compris l'arrière-gorge? C'est ce que nous allons expliquer par les résultats obtenus par les expérimentateurs, et par son action suscitée par les thérapeutistes.

« Les baies de belladone offrent une ressemblance *malheureuse* avec les cerises. Trompés par la forme et par la couleur, souvent les enfants en sucent le jus et éprouvent aussitôt après, les accidents les plus *alarmants*. Dans cette espèce d'*empoisonnement*, on observe les symptômes suivants : *Sécheresse de la bouche et du gosier*, grande *soif*, efforts pour *vomir*, *cardialgie*, *coliques*, figure *rouge* et *gonflée*, yeux *hagards*, pupilles *dilatées*, *trismus* (difficulté de *desserrer* les dents), impossibilité d'*avaler*, battements *convulsifs* du cœur. » (Barbier d'Amiens.)

« Il résulte des expériences faites sur les chiens, et des observations recueillies chez l'homme, que les feuilles, la racine, les baies, le suç et l'extrait aqueux de belladone sont très vénéneux. » (Orfila.)

Vous conviendrez, docteur Laville, que si la belladone est un poison ; si elle est susceptible de déterminer des accidents analogues, identiques à ceux qui surgissent dans l'organisme des individus atteints déjà d'un principe irritant, d'un principe phlogosant, d'un principe désorganisateur qui a déjà sévi par l'action de ses foyers sur les organes recteurs du congrès d'action organique, la théorie appliquée qui tend à allumer l'incendie dans ces trames déjà secouant le joug de l'inflammation, déjà manifestant une tendance à la réaction éliminatrice ; cette méthode est absurde d'application, visigothe de systématisation, et ses sectateurs des vandales. C'est ce qu'attestent d'ailleurs les faits expliqués à la faveur de la réverbération du flambeau de la logique. Et les contractions du cœur, et les impulsions artérielles, étaient faibles, déprimées, typhoïdiennes même, vous le savez. Le lendemain de l'ingestion elles sont violentes, violentes des convulsions de l'agonie. Le lendemain de l'ingestion, la bouche se dessèche, s'enflamme; la constriction tétanique des mâchoires se déclare ; les boissons mêmes, dans leur déglutition, sont douloureuses ; les vomissements se prononcent ; les crampes de l'estomac se déclarent, et les m....... et les u..... préludent au dénouement tragique.

Tout médecin doit s'éclairer, dans sa pratique, des revers de ses collègues. M. Laville se rappelle qu'il a donné des soins à une dame qui antérieurement fut traitée par M. Bazard, par la belladonne. Cette dame a dû vous dire qu'elle avait éprouvé tous les symptômes de l'hydrophobie. (Voyez mon pamphlet non publié.)

Comment la pratique homœopathique, étant si simple de théorie, si simple d'application, si brillante de résultats, et surtout si appétante de prospérité de pratique ; comment tous vos collègues n'embrassent-ils pas l'homœopathie ?

Avant de clore notre entretien, vous me permettrez, docteur Laville, encore une réflexion sur votre première lettre ; les secondes, nous en ferons le sujet d'un entretien ultérieur. Vous apprenez à vos lecteurs que, « toujours ami de la science, toujours disposé à fournir à mes malades de nouveaux moyens de les guérir, je me suis occupé de répéter les expériences de Gaspary. » Comme ami de la science, comme homme de progrès, vous deviez dégager l'homœopathie des langes de l'empirisme ; comme ami de la science, vous deviez lui imprimer le cachet des sciences exactes. Et pour imprimer ce noble caractère, il fallait, par l'analyse critique des travaux des eclectiques, par l'analyse critique des travaux des brousséistes, prouver qu'il n'existait dans la nature qu'un seul principe fécond d'indication thérapeutique ; que ce principe, appelé ainsi à la cure de toutes les affections, était le principe hahnemannique. Ce principe, il fallait l'établir par un axiome médical qui fût vrai anatomiquement considéré, qui fût vrai physiologiquement considéré, qui fût vrai pathologiquement considéré, qui fût vrai thérapeutiquement considéré, c'est-à-dire incontestable dans toutes les branches d'application ; et alors vous eussiez contraint les antagonistes de l'homœopathie à lui payer un tribut d'hommages. Vous aviez commencé un journal, il fallait le continuer; imposer à vos adversaires, en les châtiant par le fouet de la satyre, le silence.

Dans nos pamphlets précédents, en établissant le parallèle des résultats obtenus par les docteurs-professeurs, nous rappelâmes un fait d'une authenticité patente. La personne qui en fut le sujet ayant contesté les diverses circonstances de ce fait, nous nous croyons autorisé à lui donner toute la publicité du pamphlet.

M. Lépine, vous êtes mon collègue, de par la faculté et de par l'art je vous convie, à la face de l'humanité, à répondre aux interpellations que j'ai eu l'honneur de présenter devant le tribunal. Ces interpellations, je vous les adresse, non pour satisfaire un amour-propre que j'ai toujours dédaigné, mais par paternité de principes, mais pour l'honneur de mon caractère. A la justice de paix, où vous ne deviez pas figurer pour y jouer le rôle que vous y avez rempli, vous y avez déposé : 1° que le traitement que j'avais conseillé n'avait pas été exécuté selon que je l'avais prescrit ; 2° que M. l'écuyer Lechêne, tout le temps qu'avait duré son affection, n'avait cessé de recevoir vos soins. Eh bien ! les deux chefs de votre déposition ont été renversés par la plaidoirie même de l'avocat ; de l'avocat, qui s'est honoré de plaider pour votre honorable client. En effet, M. l'avocat, présentant la défense de M. l'accusé Lechêne, a argué que, me trouvant par hasard chez M. l'écuyer Lechêne, par hasard je lui avais conseillé, à son grand déplaisir, une application de sangsues ; qu'à une seconde et à une troisième visites, faites également par hasard, M. Lechêne fut soumis à une seconde et à une troisième applications ; et ces visites de pur hasard, on était si peu disposé à les contester, que M. l'avocat, s'appuyant de cet axiome moral qui fut prêché par les apôtres de Zoroastre, de Confutzée, du Christ, et de tous les philosophes, de tous les mages, qu'admettant que son client fût pressé dans ses dernières lignes de circonvallation, il se retrancherait dans les dispositions de la loi de prescription ; conversée par la déposition d'un homme qui a conquis l'estime générale, de M. Mallet, qui a déposé sur la foi du serment, qu'il était à sa connaissance que M. l'écuyer Lechêne était atteint d'un rhumatisme ; que surpris un jour de le voir rétabli, et lui en manifestant son étonnement, M. Lechêne lui dit que « grâce aux soins de M. Blagny, il était hors de péril ; mais qu'il était temps qu'il l'appelât. »

Il y a de par la terre, M. le docteur, une philosophie courante, une philosophie universelle, une philosophie qui appartient au sauvage, qui appartient à l'homme civilisé ; une philosophie de tous les peuples, de tous les temps : c'est la philosophie de la raison ; et c'est cette philosophie que j'invoquerai devant le tribunal de la science, en vous soumettant ces questions :

Quel est le traitement que vous avez employé pendant la période de temps qui s'est écoulée depuis l'origine de l'affection jusqu'à l'époque où, de par le hasard, j'ai été appelé à traiter l'écuyer Lechêne ? Quelle modification, soit physiologique, soit pathologique, a été apportée à la marche de l'affection par vos agents, dont vous devez rappeler l'essence, la puissance, la direction d'action ? A la faveur de cette modification, le malade a-t-il guéri, guéri dans ses foyers primitifs, guéri dans ses foyers d'expansion ? Et foyers primitifs, et foyers d'expansion, ont-ils été éliminés simultanément ou successivement de l'organisme déjà cadavre de votre client; et, dans cette hypothèse, la main sur votre conscience de conseiller, la main sur votre conviction de docteur, comment est-il advenu que j'ai été prié, supplié par ce client d'alors, de lui administrer des soins, et que, d'après l'objection que je lui ai présentée, il se soit appuyé de cette considération : « qu'un médecin qui ne guérit pas, quelle que soit l'intimité des relations du client au docteur, ses conseils doivent être envoyés au diable? » Mais poursuivons : Comment votre malade, auquel vous ne donniez que de l'opium pour calmer ses douleurs, provoquer le sommeil, depuis si long-temps sans succès, a-t-il pu guérir si instantanément? J'attends de votre obligeance des explications; je les attends avec d'autant plus d'impatience, que le fou, dans le délire même de sa pensée, a besoin de puiser à la source du génie qui féconde cette terre si grosse d'erreurs.

Ah! vous guérissez, et vous guérissez par l'opium, les rhumatismes aigus; vous les guérissez, M. le docteur, à l'instant de l'invasion; à l'instant de l'invasion vous enchaînez l'hydre! Qui oserait vous le contester? les faits ne sont-ils pas là pour l'attester? Un de vos clients est atteint d'un rhumatisme aigu, et pendant trois mois, tantôt successivement, tantôt simultanément, toutes les articulations sont envahies : et vous savez tout ce que de douleur votre malade a éprouvé pendant cette période d'acuité, nonobstant l'action de l'opium administré sous toutes les formes, à toutes les doses. Trois mois de travail anéanti! Et voilà la garantie que votre traitement offre à toutes les classes de la société! de la société, si éclairée dans ses nominations! Probablement que MM. les membres de la commission dont vous faisiez partie étaient dominés par le résultat type de novation et d'autres, desquels je vais vous entretenir dans l'instant, lorsque par leur organe M. Boissard père, rapporteur de la commission, ils s'expriment ainsi en parlant du fameux personnel de la faculté de médecine :

« Quoique en général on vît avec regret ne pas figurer dans cette liste de notabilités le nom d'un de nos collègues non moins distingué que ses confrères dans la science et la pratique médicales et chirurgicales, cependant on donne un sincère assentiment à ce choix. »

Les notables de l'art, nous les avons tous pamphletés; tous, nous avons esquissé leur pratique du crayon de la satyre; et c'est devant leur majestueux silence que les représentants de la commune se prosternent l'encensoir à la main. Mais poursuivons. Oh! vous êtes un grand homme, M. le conseiller : vos titres sont là pour l'attester, et votre pratique..... pour le contester. Espérons, dans l'intérêt de l'art, que vous ferez un jour partie du collége. De hautes destinées vous sont réservées, M. le conseiller, M. le médecin des prisons, M. le médecin des épidémies, M. le médecin-jurisconsulte; mais en attendant que l'augure s'accomplisse, écoutez, écoutez cette expression toute sincère de reconnaissance, toute ardente d'admiration pour l'œuvre de votre dévoué collégue docteur le fou :

« Au Rédacteur.

« Monsieur,

« Je vous prie de vouloir bien m'ouvrir les colonnes de votre estimable journal pour porter à la connaissance du public les sentiments de reconnaissance qui m'animent envers M. le docteur Blagny.

« Il y a long-temps que je me serais empressée de le faire, si je n'avais craint de blesser sa modestie; mais ayant vu dernièrement, dans un de vos numéros, qu'une personne lui avait rendu justice et avait fait connaître aux habitants de ce département, et de Dijon en particulier, les brillantes cures de M. le docteur, je m'empresse d'être l'écho de cette personne, et de proclamer hautement les maladies dont j'étais atteinte et les succès qu'il a obtenus sur moi comme sur tant d'autres, par sa méthode toute de simplicité.

« Depuis quatre ans je souffrais d'une hydropisie, compliquée d'une inflammation dans les viscères et d'un engorgement du tissu cellulaire dans la totalité des jambes. Et après m'avoir guérie radicalement de toutes ces maladies, qui m'avaient ôté tout espoir de guérison, j'ai eu une attaque de paralysie qui m'a ôté tout mouvement du bras gauche.

« Les mêmes succès ont encore couronné les soins qu'il a bien voulu m'administrer.

« Voilà, Monsieur le Rédacteur, ce que j'avais à dire pour témoigner ma profonde reconnaissance à M. le docteur Blagny.

« Agréez, Monsieur, l'assurance, etc. F. Ribot. »

Voilà un fait auquel on ne contestera pas un haut intérêt; voilà un fait unique dans son espèce, et comme tel devait figurer dans les annales de l'art; et ce fait, présenté par la malade elle-même à l'un des rédacteurs des journaux de cette ville, a été refusé. Je comprends les motifs de ce refus. L'auteur de la Théorie des Attractions et Répulsions électro-vitales devait baisser les faisceaux devant la camarilla noblement représentée dans ce journal par le savant Ripault, dont nous explorerons plus tard l'œuvre immortel. Depuis quatre ans malade, depuis quatre ans atteinte d'une affection du foie, depuis quatre ans ayant un engorgement du tissu cellulaire dans lequel toute saillie avait disparu; et saillie musculaire, et saillie osseuse, tout était noyé dans cette accumulation du fluide dans les cellules. D'un lit de repos à sa couche, voilà tout le trajet que la malade parcourait; et de combien de douleurs cette marche ne fut-elle pas accompagnée? Vous vous le rappelez, docteur Lépine. Depuis six mois vous vous étiez retiré de cette maison; depuis six mois, quoique vous en ayez été prié, vous aviez cessé vos visites; depuis six mois vous croyiez à la fin très prochaine de cette dame : et cependant elle a guéri en quelques mois, guéri par la toute puissante application de la Théorie des Attractions et Répulsions électro-vitales. Maintenant votre malade marche, et marche parfaitement, marche sans douleur; votre malade digère, et digère sans douleur. De ce fait, n'en concluerez-vous pas qu'il existe un système d'équilibre par pondération d'action à pondération de réaction? et ce dualisme d'activité, quel auteur l'a inscrit dans les fastes de l'art, quel praticien l'a appliqué au lit des malades?

Ecoutez ! écoutez ! la voix d'un fou est le langage de l'exaltation, et l'exaltation est souvent la traduction de l'élévation de la pensée.

Elle était jeune, l'espoir souriait à son cœur : à vingt-cinq ans il est cruel de quitter la vie, affreux d'abandonner des parents qui nous idolâtrent ; et quand un médecin vous abandonne ; quand un médecin, après s'être livré à l'exploration de tous les organes, dit à la mère, qui le presse de questions : J'ai beau à interroger les organes, je n'aperçois aucune lésion qui traduise cet état de maigreur squelétique, il faut bien alors que la fille croie à la mort. Qu'en pensez-vous, docteur Lépine ?

Dans de tels moments, le médecin qui succède à son collégue dans l'investigation, le médecin qui applique son système, le médecin qui permute la situation organique : celui-là est-il un fou, son système une absurdité? Répondez, docteur Lépine.

Nous aurions, M. le notable Lépine, à entretenir nos lecteurs de beaucoup d'autres faits où vous avez manqué également d'intelligence sainiologique ; mais l'espace nous impose l'obligation de vous accorder une trève : au pamphlet suivant, l'interrègne cessant, la discussion reprendra son empire.

La chirurgie s'enrichit de faits qui donnent souvent une grande célébrité aux opérateurs, à la honte de la médecine.

Les tumeurs maxillaires, les tumeurs articulaires en général, n'arrivent à cette période de chronicité qui les livre au bistouri de l'opérateur, que parce qu'elles ont été surexcitées à la période aiguë. L'application *loco dolenti :* telle est l'hydre, M. le conseiller, que vous devez extirper de vos hôpitaux. La gloire de Broussais lui a prêté un appui puissant. Les applications *loco dolenti* (rapprochées le plus près possible des tissus éréthisés), favorisées des saignées générales, des agents à spécialité d'activité, calqués sur l'activité des modificateurs : telle a été la pratique du réformateur, même dans les plus beaux jours de prospérité de la médecine physiologique (méthode de Broussais).

« Un jeune homme, qui était perclus de ses membres par suite d'une commotion du système nerveux arrivée dans son enfance, et qui avait mis tous les muscles de ses bras et de ses jambes dans un tel état de contraction que ses quatre membres s'étaient repliés sur eux-mêmes et acculés au tronc, dépourvus de tout mouvement, vient de subir une opération effrayante. M. Jules Guérin, habile chirurgien, lui a fait la section sous-cutanée de vingt tendons et muscles.

« M. Jules Guérin ni tous ceux de ses confrères présents, ne doutent de la parfaite guérison de l'opéré. »

Voilà le fait tel qu'il est rapporté par le rédacteur Simonnot. Le fait brut tel qu'on les offre ordinairement au public qui, toujours s'égare, parce qu'il est toujours dupé. L'opération de la loupe de M. Léchenet, de Viévigne, fut pratiquée aussi par un habile chirurgien ; d'elle aussi on ne douta pas du succès après l'ablation : interrogez M. Léchenet fils, il vous répondra que, huit jours après l'opération, M. son père, au garni où on l'avait fait transporter huit jours après l'opération, fut enseveli; et cependant c'est Dupuytren qui en fit l'ablation.

Les élèves doivent avoir conservé le souvenir d'un malade qui succomba à l'instant de l'ablation des tumeurs hémorrhoïdales; combien d'autres sinistres je pourrais emprunter aux annales, pour vous prouver, messieurs les conseillers, de quelle importance il est, pour l'humanité, d'introniser une méthode qui présente assez de garantie pour permettre aux praticiens de saisir les indications que présentent toutes les affections, de les mettre en œuvre à l'instant même; mais je n'ai pas ici l'intention de faire un cours, et, d'ailleurs, l'espace me manque; l'espace enchaînera-t-il toujours ma plume!

Voyons comment se traduit le fait par l'analyse; et d'abord comment l'explique-t-on? veut-on parler de la circulation? mais les douleurs atroces qu'a dû éprouver ce malheureux patient, en tint-on compte? J'admettrai la guérison par cicatrisation; mais la guérison n'est complète, chez un malade, qu'autant que l'on donne aux organes la faculté d'exercer leur fonction; et cette faculté, les quarante muscles dont les tendons ont été coupés pouvaient-ils en jouir? La locomotion, l'appréhension sont des actes combinés, des actes qui résultent de l'action alternativement combinée des fléchisseurs et des extenseurs; les adhérences des muscles étant détruites, il n'y a donc plus en activité que les extenseurs.

Dans beaucoup de villages on interdit la mendicité; que n'interdit-on plutôt l'application de ces systèmes qui déforment l'espèce.

Vous avez probablement vu trois malheureux qui gagnent leur existence en se traînant sur leurs quatre extrémités dans le quartier de Saint-Philibert. Interrogez ces malheureux sur les antécédents de leur position, et vous jugerez ma folie, et vous apprécierez mon œuvre sous le rapport scientique comme sous le rapport humanitaire.

C'est par la puissance du raisonnement que les grands orateurs ont parlé à l'intelligence de leur concitoyens; c'est par la force de l'induction, que les sciences mathématiques ont acquis ce haut degré de perfection, à laquelle ont concouru tant de savants, par la filiation de leurs travaux; et c'est par les faits, cimentés par l'induction, que j'essaierai de traduire à votre bienveillante attention l'application de ma théorie au lit de vos administrés.

Parlant d'homœopathie, parlant d'allopathie, j'ai signalé des revers, et ces revers, j'ai dû les personnifier pour être juste; et c'est pour obéir à cette équité qui doit être la loi suprême de tout écrivain, que je parlerai de la pratique d'un collègue qui a naturalisé dans votre cité de progrès une belle idée médicale, brillante surtout d'exécution. Nous traduirons son application par un seul fait, pour être, comme la méthode, expéditif.

M. Suchetet, fils de l'horloger, est atteint d'une affection. Le docteur Vétu lui donne ses soins; et trois jours de traitement M. Vétu avait sapé l'affection par ses racines. Voilà, Dijonnais, un traitement qui doit

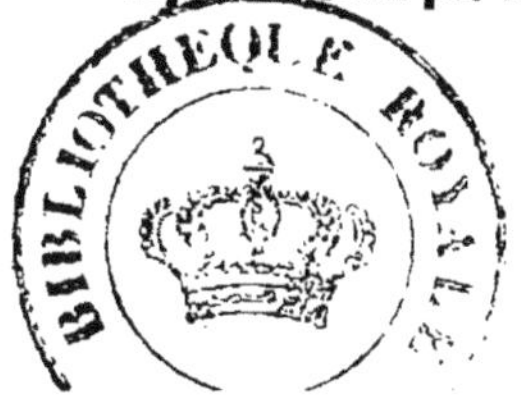

fixer votre attention. Celui-là meurt : c'est fâcheux de perdre un fils unique ; mais il est consolant de penser qu'il n'a pas épuisé, dans un an de torture, sa vie.

Votre hôpital est une pépinière féconde en grands hommes; c'est le sol de l'immortalité. De votre hôpital sont sortis des professeurs illustres, qui ont doté le pays des merveilles de l'art. Chaussier, si grand de gloire, a vu pâlir sa brillante étoile devant l'éclat des météores du jour. Salgues, Sédillot, Gruère, Naigeon, Vallée, noms fameux, noms chers à l'art, noms que tu n'as jamais lus, vous vivrez dans la postérité la plus reculée; la science vous révère, l'humanité vous doit des autels. Plus grands qu'Hippocrate de toutes vos découvertes, votre pensée profonde est l'image du temps progressif. Par votre érudition, vous appartenez à l'antiquité; et par votre imagination, à l'ère puissante de la réforme.

M. Agnély a peu figuré sur la scène de l'application (pratique), et n'y a figuré que pour y accuser de nouveaux revers. Ecclecticien comme tout praticien qui a puisé les premières notions de l'art dans les hôpitaux, sa pratique est une des mille et une éditions d'antipyrrhonisme ; toujours flottant sur la vague des préjugés, sa pensée thérapeutique est d'une banalité à nulle autre pareille.

Présentez-vous au docteur Agnély, portant un rhumatisme de l'articulation scapulo-humérale compliquée depuis six mois d'une gastrite : le docteur Agnély vous conseillera une application de vingt sangsues à l'a...; le docteur Agnély prosecteur-professeur, vous conseillera trois bains et ses pilules enchantées. Vous avez des dartres aux cuisses, aux jambes ; ces dartres établissent avec une irritation intestinale des relations fluxionnaires par flux et reflux qui font appréhender une prédominance d'activité du flux sur le reflux, puis la disparition des dartres par suprématie d'activité de l'inflammation intestinale, oscillation qui a déterminé la mort chez M. Ormancey l'accoucheur. M. Agnély, à l'instar de ses collégues de Paris, à l'instar de ses collégues de Dijon, à l'instar même et surtout de notre collégue de Franxault, vous fera passer chez son correspondant M. le pharmacien, qui vous prescrira votre charge de paquets-simples, le tout formulé selon l'ordonnance. Présentez-vous au docteur Agnély porteur d'une phlegmasie fémoro-tibiale, le docteur-prosecteur, le docteur-professeur prendra un morceau de potasse de la grosseur d'un pois, et puis vous établira un exutoire en miniature d'un pouce et demi de diamètre. Comme il faut être exact en description, je me rectifie : le docteur-professeur vous en établira un sur chaque surface latérale; et pour marcher avec la pensée de progrès des spécifiques, il vous administrera le mercure : mais il est encore d'autres voies que le candidat à l'estime publique peut tenter avec succès.

Un licencié s'établit dans sa ville d'adoption; il fait ce que l'on appelle un beau mariage : il épouse une fille riche, riche par l'argent, riche par la protection; il jette de l'éclat, et la vogue l'emporte, et déjà le voilà grand praticien.

Il y avait ici un médecin qui n'avait de distingué que son charlatanisme, et le pauvre diable, sans s'en apercevoir, devint un grand homme; il devint riche, lui aussi devint puissant; lui aussi fut protecteur, de protégé qu'il avait été.

Il est vrai que tout est chance, que tout est compensation : Azaïs vous l'a dit. Aux jours fastes succéderont les jours néfastes; à la clientelle brillante et bruyante succédera la clientelle paisible des cellules des cloîtres; c'est ainsi que tout se détériore : mais vous serez grand de capacité; comme le docteur Gruère, vous serez secrétaire général; et puissant de cette égide, vous braverez du temps l'inconstance; de succès en succès, vous jalonnerez la voie du progrès.

Pour les fonctionnaires publics, les occasions de pratique sont des attributs de places.

Vous êtes médecin des épidémies, vous êtes médecin-vaccinateur d'arrondissement : oh! vous êtes, de par vos titres, grand docteur; de tout le village vous recevrez l'ovation; l'officier de l'arrondissement, portant les faisceaux consulaires, vous introduira, grand praticien, dans chaque habitation; à chaque habitant vous distribuerez une ordonnance, et comme M. de Salles, l'on vous décorera de la particule.

Le docteur Gruère est une des notabilités médicales de votre ville; que dis-je? c'est la notabilité des notabilités, puisque, comme secrétaire de la société, il est rédacteur de leur pensée. Voulant éviter un in-folio, nous ne présenterons pas l'analyse de l'intéressant rapport du docteur-secrétaire-général; nous nous bornerons seulement à cette seule remarque : c'est qu'il est profond de pensée comme un rapport d'assurance mutuelle contre les maladies et accidents, et brillant de style comme un rapport de garde champêtre. C'est ce que plus tard nous établirons. Quant actuellement, nous fixerons uniquement votre attention sur l'application des systèmes, et par l'application vous jugerez la théorie de vos notabilités doctorales.

Mme Lhuillier est de la connaissance du docteur Gruère : M. Gruère, dans ses tournées de vaccine, lui a prodigué ses soins; M. Gruère a eu occasion de la voir depuis; je crois qu'il sera assez équitable pour rendre justice aux résultats obtenus par sa médication par pilules; sa médication par la dépression de la colonne sanguine.

Cette médication fut d'ailleurs aussi appropriée à l'affection que celle de M. Taillandier; de M. Taillandier, mort si jeune, mort si riche de constitution. Nous ne pouvons pas nous appesantir sur des considérations de discussion; dans l'*Analyse introduite aux Hôpitaux de Paris* nous rappellerons ces deux faits avec les circonstances qu'exige la progression des idées. Vous vous êtes déjà montré si indulgent pour les notabilités, que vous pardonnerez bien encore au secrétaire-général cette erreur de ses sens; mais montrerez-vous une égale indulgence pour ce petit malheureux fils du tailleur de la rue du Bourg? Oh! le pauvre enfant, dans quel état déplorable l'a placé l'art progressif du dix-neuvième siècle!

Représentez-vous une momie; une momie! la plus antique des momies, et vous aurez le tableau animé du patient du docteur Gruère.

Place du Morimont, le docteur Gruère s'est signalé à l'attention par un troisième fait également concluant de supériorité de pratique.

La production mirobolante (voyez le feuilleton du *Courrier*) de M. B...... contenait des faits d'une haute accusation, et la publicité de ces faits a révolté leur auteur, dont M. Porphyre Vendredi s'est montré, dans quelques articles, le complaisant admirateur. Si M. Clertan a pensé que l'accusation portée par l'antagoniste de ses principes était mal fondée, M. Clertan devait insérer ses réclamations dans les colonnes du journal qui a manifesté en sa faveur des intentions si paternelles; et d'ailleurs j'ai attaqué M. Clertan, parce que la pratique de M. Clertan, comme celle de ses collègues, est de l'ecclectisme tempéré par du brousséisme : comme j'ai attaqué celle de M. Laville, comme j'ai attaqué celle des médecins des hôpitaux de Paris, parce qu'elle diverge de direction avec le principe éternel de toute activité normale, activité par pondération d'action à pondération de réaction, et j'en avais le droit comme novateur.

A quelle condition M. Porphyre Vendredi a-t-il été admis à la rédaction du *Courrier ?* A la condition par lui promise, par lui quelquefois exécutée, de se constituer en opposition avec les actes du gouvernement qui seraient en dehors de toute légalité ; à la condition par lui promise, et rarement exécutée, de servir par sa plume, soit les intérêts de localité, soit les intérêts de la nation. M. le rédacteur du *Courrier* souvent s'est laissé circonvenir par la camarilla, qui a fréquemment envahi ses colonnes. M. Morel se refuse à l'insertion d'une production *mirobolante*, parce qu'elle n'est point en rapport avec les attributs de son journal, qui est un journal de spécialité politique, selon le rédacteur : et cependant la zoologie, et cependant le magnétisme ont dans le *Courrier* un écho fulminant.

M. Porphyre Vendredi, qui avez l'ame si noble de sympathie pour le malheureux, qui a pour toute perspective la recrudescence de sa misère ; vous qui, comme démocrate, devez aimer le peuple, le servir de tout l'appui de votre plume ; vous qui, dans ses jours de disgrâce, devez invoquer en sa faveur, et la loi du ciel, et la bienfaisance des hommes qui, par la dignité de leur profession, lui doivent le dévouement de leurs plus précieux moments, dirigez vos pas dans ces quartiers de retraite où l'ame s'abat, où le cœur fléchit sous l'oppression du sort. Là vous y verrez une femme, noble de bienfaisance, y donner, dans le marasme de la vie, des consolations à des mères de famille menacées de perdre la vue. Oh ! sur ton noble front, femme démocrate (1), Rome eût placé la couronne civique; et les démocrates de nos jours, dans des instants de délassement, font la description de la toilette de Mme .... ; leur plume chante les exploits des héros de planche.

(1) Le nom de cette femme céleste ne doit point périr.

Dijon, imp. D. Brugnot.

www.ingramcontent.com/pod-product-compliance
Ingram Content Group UK Ltd.
Pitfield, Milton Keynes, MK11 3LW, UK
UKHW012312240726
13966UKWH00005B/1832